AF395668

DE

L'EMBONPOINT

ET DE

L'OBÉSITÉ

CAUSES. — EFFETS. — TRAITEMENT RATIONNEL

PAR

LE Dr A. BERTRAND

20, rue des Martyrs (Paris).

PARIS

P. ASSELIN, SUCCESSEUR DE BÉCHET JEUNE ET LABÉ

Libraire de la Faculté de médecine

PLACE DE L'ÉCOLE-DE-MÉDECINE.

1875

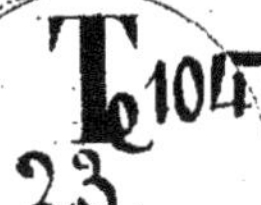

DE

L'EMBONPOINT

ET DE

L'OBÉSITÉ

DE

L'EMBONPOINT

ET DE

L'OBÉSITÉ

CAUSES. — EFFETS. — TRAITEMENT RATIONNEL

PAR

LE Dr A. BERTRAND

20, rue des Martyrs (Paris).

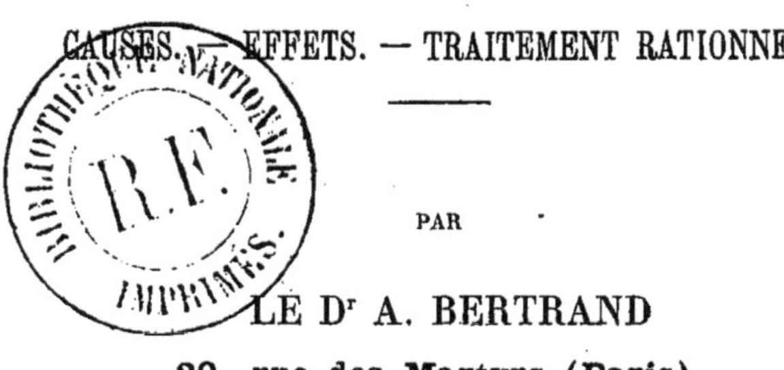

PARIS

P. ASSELIN, SUCCESSEUR DE BÉCHET JEUNE ET LABÉ

Libraire de la Faculté de médecine

PLACE DE L'ÉCOLE-DE-MÉDECINE.

1875

DE

L'EMBONPOINT ET DE L'OBÉSITÉ

CHAPITRE PREMIER

Introduction.

L'*obésité* est une infirmité aussi ancienne que le monde ; et, dès son apparition, les malheureux qui en étaient atteints ont cherché à s'en débarrasser, c'est-à-dire à la guérir.

Les médecins ont dû s'occuper de cette question ; après avoir reconnu les désagréments et les dangers de cet état anormal, ils se sont, pour ainsi dire, récusés, et aujourd'hui nous sommes le seul à pouvoir affirmer les deux propositions suivantes :

1° *L'obésité est toujours une maladie grave* ;

2° *A cette maladie viennent s'adjoindre des désordres viscéraux très-souvent mortels.*

Ces quelques lignes sont le résultat de longues études et sembleraient peut-être mieux placées à la fin de cet opuscule.

Cependant nous avons cru devoir leur assigner le premier rang dans notre travail, afin de bien pénétrer nos lecteurs que cette question a été traitée à un point de vue tout scientifique, pour combler une immense lacune dans l'art de guérir.

Cela posé, nous disons que malades et médecins ont toujours compris les inconvénients et les dangers d'un embonpoint excessif, et qu'ils ont essayé par divers moyens de le combattre ; mais l'étude en étant difficile et ingrate, cette maladie, beaucoup moins approfondie que toute autre, est restée enveloppée dans le mystère de ses causes, devant la science impuissante à la modifier par ses moyens curatifs.

Alors que dans toutes les contrées civilisées la médecine, suivant une impulsion nouvelle, poussait ses investigations et ses travaux jusqu'aux infiniment petits, et cherchait à découvrir la cause et le principe des maladies dans les transformations subies par les cellules primordiales des tissus de l'organisme, pour de là analyser les effets pathologiques qu'elles étaient susceptibles de produire, l'obésité était oubliée.

Et pourtant la petite vérole, dont les terribles épidémies décimaient des contrées entières, a trouvé sur son passage une digue puissante : la vaccine ! Le choléra asiatique, apparaissant irrégu=

lièrement dans nos contrées désolées, qui frappait avec la rapidité de la foudre, a souvent été énergiquement combattu. Enfin, la phthisie pulmonaire, que l'on croyait fatalement mortelle, vient de trouver son spécifique. Que dire de la chirurgie? Faut-il rappeler avec quelle facilité s'exécutent aujourd'hui des opérations terribles, que le chloroforme permet de considérer sans effroi ?

Mais, nous le répétons, l'obésité, plus répandue qu'aucune autre affection, l'obésité, déshéritée, a été dédaignée par tous les savants, et, jusque vers la moitié de notre siècle, elle est restée sans dossier, sans archives dans les annales de la médecine, conséquemment sans aucun traitement défini.

L'humanité était donc arrivée à se croire condamnée par les lois de la nature à subir, dès son entrée dans la vieillesse, soit l'excessif embonpoint, avec ses tourments multiples, soit la maigreur extrême, c'est-à-dire la laideur et la décrépitude anticipées. Il est fort rare, en effet, de ne pas se trouver tôt ou tard dans l'un de ces cas malheureux et de conserver jusque dans un âge avancé la tournure, la démarche, la même corpulence qu'on avait au milieu de la vie. On est arrivé peu à peu à accepter avec résignation un état de choses que l'on croit sans remède, et, malgré l'immense désir que peuvent éprouver les personnes trop grasses d'être débarrassées de leur infirmité, beaucoup d'entre elles, nous le comprenons, ne voudraient pas, dans l'état actuel de leurs idées, risquer, pour se faire maigrir, d'un moyen nouveau qui leur serait indiqué.

Elles ont toujours peur de servir de sujets pour des expérimentations dangereuses. et préfèrent avec raison leur état, quelque désagréable qu'il soit, au risque de devenir plus malades.

Une telle conduite est dictée par une pensée sage et prudente; avant d'essayer ce que l'on ne connaît pas, il est permis de désirer que d'autres, plus audacieux, plus téméraires, aient tenté l'expérience. Cependant, lorsque la science médicale, ayant étudié avec soin les causes de l'obésité, est capable d'indiquer un traitement nouveau sans doute, mais rationnel et d'une innocuité complète, il y aurait du parti pris et de la mauvaise foi à le repousser comme impossible ou dangereux.

La science, comme le siècle, va toujours progressant; le connu a de la tendance à remplacer sans cesse l'inconnu; cette règle de développement général, appliquée à la médecine, fait qu'à des remèdes toxiques, mal définis, ou à des moyens minutieux, désagréables et toujours inefficaces, le praticien éclairé substitue des traitements simples, inoffensifs quoique énergiques, devant lesquels l'incurabilité des maladies est obligée de s'avouer vaincue.

Dans les temps anciens, à Rome et en Grèce, partout où le métier des armes était en honneur, on regardait l'embonpoint comme contraire à la mission guerrière que l'homme avait à remplir et comme un obstacle à la fécondation de la femme ; aussi une sorte de mépris était-il attaché aux sujets qui en étaient atteints, et, dès les premiers symptômes de cette affection, on les envoyait dans les gymnases pour y être soumis à des frictions et à des massages particuliers.

Cette hygiène pouvait réussir quelquefois, le tempérament de la jeunesse étant susceptible de modifications impossibles à déterminer chez des personnes d'un âge mûr ou trop âgées ; cela explique en même temps pourquoi il n'est fait nulle part mention du régime auquel étaient soumises ces dernières ; il est probable qu'on s'en occupait peu et qu'on les supposait incurables.

Parmi les médecins dont les noms sont passés à la postérité, beaucoup ont signalé l'obésité comme digne d'études sérieuses ; néanmoins, à part les exercices réitérés, même violents, et la sobriété, recommandés à toutes les époques pour combattre l'embonpoint, le dix-neuvième siècle débuta comme tant d'autres s'étaient terminés, c'est-à-dire sans que les pionniers de la science eussent entrepris les travaux conseillés par leurs devanciers.

Il y a à peine quelques années, les savants étaient encore divisés sur la question de savoir comment se formait la graisse ; aujourd'hui, ainsi que nous l'indiquerons plus loin, les doutes n'existent plus à cet égard.

Ce n'est que depuis 1850 environ qu'il est sérieusement question de l'obésité et que cette étude a pu faire quelques pas.

On a surtout recherché les causes qui peuvent déterminer l'embonpoint et les différents effets qui sont la conséquence de cet état; mais les indications thérapeutiques, corollaire obligé et nécessaire de ces théories, font complétement défaut.

Cette lacune est très-importante, on le comprend aisément. A quoi sert, en effet, de bien décrire un état morbide, si on ne peut en indiquer le remède ? On est tout au plus le laboureur qui, après avoir préparé le champ, attend inactif la semence, n'ayant pu se la procurer. Or, si celui qui la possédera un jour veut la placer en terre, il bénéficiera peut-être de la bonne disposition des sillons, que le plus souvent il sera obligé de retracer.

Vers 1855, les médicaments dits altérants étant l'objet de grandes études, on voulut les appliquer à la cure de l'embonpoint. On peut, en dehors du régime, résumer ces indications thérapeutiques nouvelles à l'emploi de l'iode et des iodures, remèdes inefficaces et dangereux dans ce cas. On se préoccupait surtout d'atténuer un état auquel on n'ajoutait pas l'importante gravité que nous lui reconnaissons, sans tenir compte des accidents que ce traitement pouvait faire naître ; aussi ne pouvons-nous nous étonner si cette méthode n'a jamais été adoptée.

En Angleterre, l'année 1863, il fut fait grand

bruit du traitement Banting, à tort appelé de ce nom. Il vint en effet à la pensée d'un grand nombre de personnes que ce système était celui d'un docteur Banting, alors que c'était le malade qui s'appelait ainsi. En suivant certaines prescriptions, toutes de régime alimentaire, indiquées par son médecin, il se débarrassa d'un embonpoint colossal qui lui rendait l'existence insupportable.

Nous serions heureux de savoir combien de personnes réussirent comme lui en employant les mêmes moyens, car il eut un grand nombre d'imitateurs dans tous les pays du monde.

A cette époque, ce système entra profondément dans les mœurs de la population anglaise; la mode s'en emparant, il était de bon ton de le préconiser et de se l'appliquer. Ainsi on rapporte que dans tous les dîners d'apparat, et même dans les restaurants du high-life, on offrait différents plats à l'usage de ceux qui désiraient maigrir, d'autres pour ceux qui voulaient engraisser. Personne n'ignora le régime exact qu'avait suivi Banting; en neuf mois, il diminua de trente-cinq livres et publia une brochure très-détaillée, dans laquelle il se félicitait de l'heureux résultat obtenu et le mettait à la portée des obèses qui lui ressemblaient. Chacun put donc faire des essais; on n'y manqua pas. Mais, nous le répétons, il n'est point venu à notre connaissance que le traitement ait réussi sur d'autres personnes.

Enfin, tout récemment, certaines eaux, en France

et en Allemagne, ont été préconisées comme pouvant diminuer l'embonpoint ; les résultats promis ne se sont pas réalisés.

Ces eaux n'agissaient point, ou leur action était tellement peu appréciable, qu'il fallait leur adjoindre des traitements particuliers, difficiles à suivre, pénibles à supporter, et peu en rapport avec la force physique et la dose de volonté qui se rencontrent le plus souvent chez les malades. En outre, ces cures, exigeant plusieurs saisons, devenaient par là très-onéreuses, et, en définitive, le succès ne fut pas celui que les malades avaient le droit d'espérer.

La diminution du poids, obtenue à force de bains de vapeur, de douches, de frictions, de massages, etc., se récupérait promptement dès que les habitudes de la vie normale étaient reprises, si même il ne survenait une forte recrudescence d'embonpoint.

Après ces tentatives infructueuses, l'on revint à examiner quel devait être le régime alimentaire des obèses, et, à l'Académie des sciences, des discussions eurent pour sujet de déterminer les aliments et les boissons capables d'accélérer ou de ralentir la formation de la graisse chez l'homme comme chez les animaux. L'analyse chimique permit d'indiquer les substances qui doivent, dans ce but, être proscrites ou employées dans la nutrition.

Mais ces travaux, très-sérieux à un certain point de vue, n'ont pu avoir pour résultat de guérir ou de prévenir l'obésité, attendu que cet état tient à des causes que le régime ne peut que modifier dans des cas particuliers et rares, tandis que, dans la généralité, il est tout à fait nul et impuissant.

Enfin, dans les traités de médecine, l'article *Obésité* occupe une place très-restreinte ; il se résume en quelques mots seulement : gymnastique, sobriété, exercices de tous genres, fortes transpirations ; le tout émaillé de réflexions du genre de celle-ci : « Trouvez-moi un jardinier exerçant son métier ou « un vieux marabout faisant honnêtement le sien « qui soit obèse ; voyez nos habitués du jeu de « boules, à la porte du Luxembourg : pas un ne « tousse, pas un ne demande au voisin de lui « ramasser ses boules. »

Enfin, dans des livres édités depuis quelques années, où il est question de médecine, d'hygiène, voire même de parfumerie et de secrets de beauté, livres pour la confection desquels on a dû compiler beaucoup, il est dit, relativement à l'obésité, que le régime et une vie active peuvent seuls lutter contre son développement. A ce sujet, l'un d'eux contient les deux exemples curieux que nous allons résumer.

1er *exemple*. — Un énorme milord, du poids de 495 livres, jeune encore, et qui avait essayé de tous les remèdes contre sa monstrueuse obésité, rencontra par hasard dans une société de Londres un médecin français. La première question qu'il lui adressa fut pour s'informer si ce savant ne connaissait point un remède contre la maladie qui l'affligeait.

« — C'est précisément ma spécialité, répondit le « docteur; depuis longtemps j'ai borné ma pratique « à engraisser ou à dégraisser les personnes qui « m'accordent leur confiance. »

Sur l'affirmation du médecin que trois mois de traitement suffiraient, le milord se livra avec confiance au docteur, qui l'accompagna dans un village de Bretagne, où il le remit entre les mains d'un paysan auquel il laissa ses instructions.

Les trois premiers jours, milord mangea peu, les aliments qu'on lui offrait ne pouvant convenir à un estomac habitué comme le sien aux mets délicats; le quatrième jour, il fut forcé d'accepter ce qu'il avait refusé la veille. Après cinq jours, le paysan lui dit :

« — Mon ami, tout le monde ici travaille pour « gagner sa pitance; vous travaillerez comme les « autres, car je ne veux point nourrir une bouche « inutile. Si vous ne travaillez pas de bonne vo- « lonté, on vous y contraindra par la force; je « vous ai acheté 100 schellings à votre conducteur, « vous êtes ma propriété pour trois mois. »

L'Anglais, d'abord stupéfait, entra en fureur et se récria contre ce qu'il taxait de guet-apens infâme. Il eut beau s'agiter, jurer, protester, ce fut inutile : trois vigoureux paysans se saisirent de son énorme personne et, lui ayant mis un fouet en main, l'entraînèrent dans une immense prairie, où sa tâche fut de garder le bétail.

Au bout de trois semaines, on l'arma d'un lourd maillet, et il dut aller briser les mottes derrière la charrue. Pendant ce pénible travail, son corps ruisselait comme une fontaine; il suait à arroser les sillons, et, à l'heure des repas, on lui donnait pour le réconforter un morceau de pain noir frotté avec de l'ail; dix jours de *maillet* réduisirent son corps à la moitié du poids primitif. On le fit passer ainsi d'un travail à un autre demandant toujours une plus grande dépense de force musculaire.

Après trois mois d'une vie si rude, notre milord avait les mains et les pieds calleux, le visage bronzé, osseux; son ventre avait disparu; les bourrelets graisseux de sa poitrine s'étaient fondus; ses bras, naguère gros et ronds comme des colonnes, montraient leurs saillies tendineuses; il était redevenu homme!

Le médecin reparut alors et fut étonné lui-même du changement obtenu; mais le milord, en déclarant qu'il était très-heureux d'être dégraissé, avoua qu'il n'aurait pas assez de courage pour recommencer l'épreuve.

2ᵉ *exemple*. — Un père supérieur d'une riche communauté se trouvait, par suite de la vie paresseuse du cloître et de la bonne chère, arrivé à ce point où l'homme n'est plus qu'une masse de graisse informe. Le mouvement était devenu impossible; il ne conservait plus que celui des mâchoires. Menacé d'être étouffé sous l'enveloppe de graisse qui s'épaississait de jour en jour, le père résolut de se mettre à la discrétion d'un médecin en renommée pour la guérison de cette maladie et se fit voiturer à sa maison de santé.

Le médecin commença par changer la qualité et diminuer graduellement la quantité des aliments que le supérieur engloutissait chaque jour; puis, au bout d'un certain temps, lorsque le père eut un peu diminué, il employa les moyens gymnastiques dont voici l'exposé :

Deux hommes vigoureux saisissaient le supérieur par-dessous les bras et l'entraînaient dans la grande allée du jardin. Là, on l'obligeait à pratiquer, pendant plus ou moins de temps, la course à pied, tantôt usant de ses jambes et tantôt se laissant traîner lorsqu'elles refusaient. Cette course forcée durait jusqu'au moment où la sueur ruisselait de son corps; alors il était conduit dans une vaste chambre et jeté sur une paillasse, afin de s'y reposer de ses fatigues. Venait le soir, le pauvre père se sentait une faim dévorante..... Hélas! point de mets délicats à savourer, point de ces vins délicieux qui, autrefois, flattaient si bien sa sensualité; de l'eau et du pain, voilà tout.... Mais, pour avoir ce pain, il fallait le gagner en recommençant une nouvelle gymnastique. La miche de pain qu'on lui donnait se trouvait entourée d'un réseau de ficelle

et suspendue au plafond par une corde, à une dis-
tance qui ne permettait pas de la saisir avec les
mains. Pressé par la faim, le supérieur se voyait
dans la nécessité de s'armer d'une vieille lame de
sabre qu'on avait mise près de lui dans ce but, et
de frapper la miche pour en enlever des morceaux;
encore était-il obligé de sauter pour l'atteindre. Fa-
tigué, il se reposait, mais la faim le remettait sur
pied, et de nouveau il recommençait cet exercice
jusqu'à ce que la miche, sabrée de tous côtés, tom-
bât par morceaux. Il eut beau supplier le médecin
de mettre un terme à ses tortures, celui-ci ne voulut rien entendre, et le père supérieur se vit forcé
de gymnastiquer ainsi pendant deux mois, au bout
desquels il sortit de la maison de santé, complétement amaigri.

Ce n'est donc pas trop s'avancer que de dire qu'à
notre époque, une des plus affligeantes infirmités
de l'âge mûr est encore inconnue dans ses causes,
et qu'aucun traitement médical ne lui a jamais été
appliqué; conséquemment, on ne peut s'étonner
que les gens du monde, qui ne connaissent des
progrès de la science que ce qu'on en dit lorsqu'un
grand fait exceptionnel est bruyamment signalé, ne
puissent croire à la guérison de l'obésité par une
méthode rationnelle, c'est-à-dire exempte de tout
danger, qui doit rétablir l'équilibre et ramener une
santé parfaite.

Ils pensent encore que l'empirisme seul possède

quelque dangereux secret, et les obèses se résignent d'autant plus forcément aux ennuis de leur position, qu'après s'être entretenus avec leur docteur, ils restent persuadés qu'il leur faut vivre, comme on le dit vulgairement, avec leur ennemi.

Nous ne sommes pas de cet avis : l'*obésité* est une maladie produite par différentes affections organiques locales ou par un état morbide général ; nous pouvons affirmer qu'il est possible de préciser quels sont les organes malades, et de quelle manière, par suite, devient nécessaire l'emploi d'une thérapeutique spéciale qui, guérissant ces affections, fera disparaître l'obésité. Jusqu'à ce jour, très-peu de cas nous ont résisté ; nous avons guéri le plus souvent et soulagé toujours.

CHAPITRE II

Considérations sur l'obésité.

On nomme *obésité* l'accumulation exagérée de la graisse dans les mailles du tissu cellulaire ; et, comme ce tissu se rencontre dans toutes les parties de l'économie, l'accumulation dont il s'agit se produit partout.

Tous les organes sont envahis ; le corps arrive à être constitué par un énorme bloc, lourd, pesant, disgracieux et difforme, de matière grasse.

L'obésité n'est pas la *polysarcie;* celle-ci est caractérisée par le développement exagéré de tous les tissus du corps, muscles, os, graisse, etc.; l'obésité, nous le répétons, ne porte que sur la formation excessive de la graisse, et cet excès constitue l'état pathologique dont il s'agit.

Extérieurement, l'obésité frappe le regard par l'empâtement des formes, et les énormes bourrelets dont elle matelasse de préférence les parties où la peau se prête facilement à l'extension, telles que le visage, les seins, le bas-ventre, les cuisses et les reins.

A l'intérieur, la graisse se fixe autour de chaque

viscère, se logeant encore dans le tissu cellulaire qui unit les organes entre eux ; elle les enveloppe, les comprime, les atrophie souvent et détermine les troubles les plus graves.

De nombreuses autopsies ont prouvé que les amas adipeux étaient surtout fréquents dans la région du cœur, à la base de l'organe, dont ils gênent les fonctions, autour du foie, dans la masse des poumons, dans le cerveau, sur le trajet des artères, enfin dans le voisinage immédiat de tous les organes essentiels à la vie, dont ils altèrent le jeu physiologique.

De l'union intime, et dans de justes proportions, du tissu adipeux avec le réseau cellulaire, résultent l'aspect agréable, les formes arrondies, les contours élégants et gracieux d'un embonpoint modéré. Il est le signe évident d'une bonne santé ; mais son exagération produit la laideur et, chose plus grave, la maladie.

Dans les vésicules graisseuses, on constate la présence de veines et d'artères, ce qui explique comment la digestion apporte quotidiennement au tissu adipeux les éléments qui l'augmentent de volume, le raffermissent ou le ramollissent, pour le faire diminuer quelquefois jusqu'à disparition complète.

Puisque l'estomac, dans son travail de digestion, élabore les substances nutritives pour en former le chyle, la bile, la lymphe, le sang, la graisse, etc., il semblerait que la même quantité d'aliments absorbés par des sujets dans des conditions identiques dût toujours produire les mêmes effets. Cependant, si l'on examine les agglomérations d'enfants dans les pensions, de soldats dans l'armée, de femmes et d'hommes dans les communautés religieuses, malgré le régime uniforme auquel ils sont tous soumis, on est frappé par le contraste continuel de sujets qui engraissent rapidement, tandis que d'autres maigrissent, et que quelques-uns conservent leur état physique sans aucune modification ; ils ont pourtant les mêmes aliments, les mêmes boissons, la même hygiène. Il faut donc admettre une disposition particulière de l'appareil digestif, sous l'influence de laquelle se manifestent les progrès sensibles de l'embonpoint ou de la maigreur.

La graisse étant un élément utile à notre économie, il est bon de déterminer jusqu'à quel degré elle peut diminuer ou augmenter dans l'organisme sans qu'il y ait désordre et maladie. Il en est de même de l'excès ou du défaut de l'un des fluides désignés plus haut ; il constitue des affections souvent très-graves.

Avant de signaler les dangers de l'obésité chronique, il est utile de nous arrêter un instant sur l'examen de l'état général d'embonpoint qui la précède et dont le développement progressif présente rarement des temps d'arrêt.

C'est ordinairement entre trente et quarante ans

2

pour les uns, quarante et cinquante pour les autres, que se manifestent les premiers symptômes de cet état. On s'en préoccupe peu d'habitude, car, nous l'avons déjà dit, l'humanité, lorsqu'elle est blasée sur un fait qu'elle a sans cesse sous les yeux et qu'elle croit être une loi de nature, le constate avec plus ou moins de philosophie, mais l'accepte forcément.

Il n'est personne qui n'ait remarqué ou entendu dire que les tempéraments secs étaient les plus vigoureux, qu'ils permettaient d'arriver à la vieillesse avec le cortége de souffrances et d'infirmités le plus minime que puisse avoir ici-bas la créature humaine.

C'est qu'en effet, la longévité est ordinairement le partage de l'homme à charpente musculaire peu chargée de graisse, tandis que des misères en nombre infini frappent celui qui épaissit et s'alourdit avec l'âge.

Néanmoins, par une contradiction qui sur bien d'autres sujets n'est pas sans exemple, on a l'habitude de féliciter sur leur bonne mine et sur leur magnifique santé ceux qui prennent de l'embonpoint; le plus souvent, ces personnes répondent qu'elles sont moins bien portantes que jamais, qu'elles souffrent plus qu'on ne voudrait le croire, qu'engraisser ne prouve rien de bon, etc.; on ne persiste pas moins à les complimenter, et il arrive malheureusement trop souvent qu'une mort impré=

vue et subite se charge de prouver qu'on était dans l'erreur.

Ceux-là seuls qui prennent de l'embonpoint savent donc ce que cet état cause de fatigue, de gêne et de malaise ; nous allons tâcher d'expliquer pourquoi il y a souffrance là où le défaut d'expérience fait supposer une florissante santé.

Il est bien reconnu qu'à trente ans le corps a acquis son complet développement, la charpente osseuse a terminé son travail d'accroissement, les organes sont tout à fait formés, le sang possède toute sa vigueur, la créature est arrivée à l'état parfait ; elle n'a donc plus de motifs pour grossir et prendre du poids.

C'est pourtant à cet âge que se manifeste d'habitude l'embonpoint, premier pas vers l'obésité. Diverses théories, auxquelles nous n'accordons aucune valeur, ont été faites à cet égard dans le but d'expliquer scientifiquement cette anomalie ; mais voici la vérité, puisée dans l'étude des lois physiques et naturelles qui nous régissent : c'est que l'apogée a toujours pour proche voisine la décadence, et que l'obésité, qui est l'un de ses apanages, n'apparaît sous forme première d'embonpoint croissant que lorsque la santé commence à être altérée.

L'homme, près d'arriver au sommet de son ascension vitale, qu'il effectue chaque jour avec une pénible lenteur, espère pouvoir s'y arrêter et jouir pendant une longue halte de la plénitude de ses

forces physiques et de ses facultés intellectuelles.
A peine jette-t-il alors quelques regards sur son premier âge, qu'il a laissé bien loin derrière lui, sur
l'adolescence et la jeunesse, qu'il a si rapidement
franchies; mais, aussitôt arrivé au but désiré de
cette marche fatigante, il s'efforce en vain de ne
pas voir la vieillesse morne, impuissante et débile
vers laquelle il se dirige à grands pas, jusqu'au
moment où il disparaîtra dans les mystères de la
mort !

L'homme donc, obéissant malgré lui à la loi de
destruction universelle, porte sous l'apparence de
la plus belle santé un germe qui bientôt fera son
éclosion sous l'influence de certaines causes occa-
sionnelles, ou quand il arrivera à la limite extrême
qu'il ne doit pas franchir.

Aussi, après les épreuves nombreuses des premières années, la santé devient-elle généralement
florissante jusqu'à l'âge mûr, à moins que de mau-
vaises dispositions héréditaires ne s'y opposent;
c'est que l'homme monte, monte encore; mais, vers
trente-cinq ou quarante ans, se manifestent, quoique
mystérieusement pour quelques-uns, les maladies
diverses dont l'énumération seule couvrirait de
nombreuses pages.

C'est alors, en effet, que trônent en despotes les
affections de l'estomac, du cœur, du foie, des
organes génitaux, etc.

La femme, encore jeune, qui pendant vingt à

vingt-cinq ans a rempli les admirables fonctions auxquelles la nature l'a destinée, entre déjà dans cette dangereuse période que l'on appelle l'âge critique ; alors son sang, cherchant à prendre un cours nouveau, devra modifier ses qualités et lui causera peut-être les ravages qu'elle redoute. Arrivera enfin le moment des affections graves, caractérisées au début par des malaises, de petites souffrances indéfinissables, pour se terminer par des hydropisies, des ulcères, des squirres, des cancers, etc., etc.

L'homme éprouve aussi sa crise, quoique un peu plus tard ; ce n'est ni contesté ni contestable. On voit par cela combien sont voisines l'époque où nous arrivons au développement complet de la force et celle où commencent à se montrer les infirmités et les maladies de tout genre. Voilà pourquoi nous avons cru nécessaire de jeter un rapide coup d'œil sur cet âge mûr, *summum* de la vie humaine, que l'on nomme la seconde jeunesse et qui est le moment, pour nous servir de l'expression vulgaire, où l'homme commence à prendre du ventre.

La première question qui frappe l'observateur est celle-ci : pourquoi, dans les plus nombreux cas, la région thoraco-abdominale est-elle particulièrement le siége d'un développement anormal dont la présence occasionne à la personne qui en est affligée une grande gêne et un ennui considérable ?

C'est que presque toutes les maladies des différents viscères contenus dans ces cavités déterminent graduellement un gonflement local, indolore au début ; il est facilité par l'extension des tissus et l'accumulation de la graisse dans cette partie du corps. Chacun sait, en effet, que beaucoup de personnes sont sujettes à des ballonnements qui, survenant pendant et surtout après la digestion, ne disparaissent pas tout à fait dans l'intervalle des repas. Cet état, tenant à une gastralgie, à une gastrite, à une dyspepsie, est rarement dangereux au début ; mais, comme il altère la puissance de la vitalité locale, cette perversion dans le fonctionnement constitue une disposition favorable à la production de bourrelets graisseux, dont l'accroissement est en rapport avec la durée de la maladie, jusqu'au moment où celle-ci passe presque toujours à un état inflammatoire chronique.

Certaines hypertrophies du cœur, la plupart des obstructions de la rate, du foie, les congestions de l'utérus, amènent, comme les maladies d'estomac, un gonflement très-caractérisé, et il n'y a aucune exagération à dire qu'un engorgement de matrice peut faire acquérir à cet organe et aux tissus circonvoisins le double, le triple et même le quadruple de leur volume normal.

Viennent ensuite les maladies intestinales proprement dites ; elles déterminent le développement de l'abdomen avec l'accumulation habituelle de graisse.

Nous voyons les hommes atteints de goutte, de

catarrhe vésical, de gravelle, arriver à un volumineux embonpoint.

Toutes ces maladies, loin de l'enrayer, le provoquent, parce que toutes apportent au fonctionnement des vaisseaux chylifères l'obstruction nécessaire à la formation des cellules adipeuses.

En outre de ces diverses causes organiques et locales, sur lesquelles nous pourrions nous étendre bien davantage, l'état général des sujets pléthoriques, lymphatiques et sanguins, est encore fréquemment un motif direct d'embonpoint.

Les tempéraments lymphatiques sont caractérisés par une grande quantité de matières séreuses; elles infiltrent le tronc et les membres en produisant la bouffissure de ces parties. Tant que la portion liquide du sang se transforme en graisse molle et fluide, on croit à de l'embonpoint; mais, de là à divers épanchements locaux ou généraux, il n'y a qu'un pas. Ces cas sont extrêmement fréquents.

Dépeindre chacune des maladies dont l'apparition est le point de départ de l'embonpoint progressif serait le sujet de plusieurs volumes, car, si beaucoup d'affections chroniques sont de nature à amener l'amaigrissement, la consomption et la mort, un nombre infiniment plus grand conduit à l'obésité et, par l'asphyxie ou l'apoplexie, au même but final.

Mais, nous ne saurions trop le répéter, toute affection inflammatoire, latente ou aiguë, d'un ou plusieurs organes essentiels à la vie, ne se terminant pas par la guérison à bref délai, passe inévitablement, tôt ou tard, à un état d'induration squirreuse, ulcéreuse ou cancéreuse.

C'est donc pendant la période d'inflammation que *le traitement doit s'adresser à la fois à l'organe malade, à l'état du sang et au développement graisseux;* c'est à ce moment que la cause morbide peut encore être chassée et faire place à la santé. Pendant cette incubation, cette phase d'avertissement, nous avons à notre disposition toutes les ressources offertes par la nature, jointes à celles d'une puissante médication.

Ceci compris, vivre dans une sécurité relative jusqu'au jour de l'explosion soudaine et violente d'un mal incurable me paraît être le fait de malades téméraires et imprudents : mieux vaut prévenir que guérir.

Ce chapitre serait incomplet si je passais sous silence certains cas exceptionnels d'embonpoint spéciaux à l'enfance, à l'adolescence et à l'âge adulte.

On est souvent frappé de l'aspect de jeunes garçons et de jeunes filles extraordinairement gros, avec des membres énormes attachés à un tronc disgracieux et sans contours ; ce sont des masses de chair que la fraîcheur du visage fait paraître encore plus étranges.

Le plus souvent, c'est l'hérédité qui reproduit ces phénomènes ; ils sont l'indice de tempéraments lymphatiques au suprême degré. Rarement ces sujets vivent longtemps dans cet état, bien qu'ils semblent, pendant certain nombre d'années, se bien porter.

On ne peut essayer de les rendre à une santé normale qu'en modifiant peu à peu leur constitution, avec beaucoup de persévérance, de temps, et des soins assidus.

Pour les jeunes femmes dont les couches successives déterminent l'embonpoint, elles sont certainement atteintes d'affections de l'utérus ou de l'estomac, ce dernier organe ne souffrant le plus ordinairement qu'à la suite d'une affection utérine souvent méconnue.

En outre, les fatigues de la grossesse, les troubles apportés par la gestation dans la composition du sang, certains accidents accompagnant la délivrance, déterminent la prédominance du système lymphatique et la marche progressive de l'obésité.

Rien n'égale l'appréhension des jeunes femmes épaississant outre mesure. Que de gêne ne s'imposent-elles pas? Elles emploient toutes sortes d'artifices, afin de dissimuler un état nuisible à leur coquetterie, compromettant pour leurs succès dans le monde et capable de devenir promptement disgracieux, quelquefois même ridicule.

Elles compriment d'abord leur taille, essayent les petits moyens secrètement employés dans les pensions par les jeunes élèves désireuses de briller par un teint pâle et mat, avec une taille svelte et flexible.

Pour atteindre ce but, les unes boivent du

vinaigre, en dépit de la surveillance la plus vigilante et la plus attentive ; d'autres s'infligent volontairement le supplice de dormir les mains croisées sur la tête, etc.

Toutes ces pratiques fatiguent beaucoup et amènent souvent des désordres graves, sans produire les résultats attendus. C'est alors que ces jeunes femmes, ne pouvant se résoudre à accepter cet embonpoint désagréable, se décident à consulter leur docteur, dont les conseils sont le plus souvent peu efficaces.

Abandonnées à leurs propres inspirations, elles agissent comme le faisaient autrefois les dames romaines ; elles contiennent et compriment les parties du corps qui cherchent à se développer. Et l'on sait combien la santé souffre de l'emploi de ces moyens, combien, au contraire, il faut recommander aux jeunes filles, aux femmes de tous âges, de laisser la liberté aux organes déjà trop gênés par le corset.

La gymnastique est presque impraticable ; la jeune mère n'aura jamais recours à ce moyen. La promenade quotidienne, même extrêmement longue, allant jusqu'à la fatigue, s'accompagnant de transpirations abondantes, ne produira aucun effet appréciable ; nous ne pensons pas que l'on puisse trouver dans cet exercice un auxiliaire certain pour l'amaigrissement, à moins d'avoir recours au traitement auquel fut en butte le jeune milord dont nous avons cité l'exemple.

Quoi qu'il en soit, il sera impossible d'amener nos mondaines à quitter leurs habitudes confortables et douces pour se résigner, dès la première apparition d'un embonpoint inquiétant, à échanger la robe de soie contre l'humble jupe de toile, l'ombrelle élégante contre le grossier chapeau de paille, les fines bottines contre de lourds sabots, enfin une bonne table contre un morceau de pain noir.

Il semble que celles dont l'embonpoint serait réfractaire à de telles pratiques pourraient se flatter d'avoir une obésité tenace et dangereuse pour l'avenir; néanmoins, nous affirmons que le nombre des insuccès, des déceptions, serait considérable. C'est pourtant par l'emploi de procédés analogues que certaines guérisons ont été, dit-on, obtenues.

Mais, il faut bien l'admettre, et nous croyons l'avoir surabondamment prouvé, la médecine actuelle est complétement désarmée pour combattre l'obésité; comme preuve de cette assertion, il est bon d'enregistrer l'aveu suivant d'un confrère essayant d'élucider cette question :

« Bien que l'obésité soit une disposition physique fort commune, parfois très-incommode, il faut convenir que, dans la pratique, elle est rarement l'objet d'un traitement régulier. Qu'une jeune dame vienne consulter son médecin sur une tendance marquée à l'embonpoint, ou qu'un jeune homme, chez qui l'oisiveté et un régime de luxe ont développé l'abdomen dans des proportions excessives, vienne lui demander un soulagement contre les incommodités qu'il éprouve, on peut être assuré que neuf fois sur dix la médication, si médication il y a, se résumera dans cette formule, assurément fort peu compromettante, de l'école de Salerne : *exercice et modeste repas.* »

On le voit, les moyens pratiques ont toujours fait défaut ; mais des praticiens distingués, des savants confiants dans les progrès de la science ont affirmé leur opinion sur la possibilité de voir un jour le traitement de l'obésité prendre rang dans les grands travaux médicaux de notre siècle ; ils ont pressenti qu'un avenir peu éloigné devait leur donner raison : ils ne se trompaient pas.

C'est pour remplir cette lacune que nous publions ce travail, dont l'objet est de faire connaître que l'embonpoint est un état morbide, passible d'une médication spéciale qui, *faisant disparaître l'obésité, rétablira la santé.*

CHAPITRE III

Étiologie de l'obésité. — Accidents qu'elle détermine.

Nous en avons assez dit sur les causes premières de l'affection dont il s'agit pour faire comprendre pourquoi son traitement n'a pu prendre rang dans la pathologie ancienne et moderne, et pourquoi la thérapeutique a ignoré jusqu'à ce jour les moyens d'action que nous venons lui offrir ; c'est que nos devanciers ont ignoré la cause réelle de ces maladies et qu'ils n'ont pu mener à bien des études vaguement ébauchées.

Après cela, on ne peut s'étonner de tous les insuccès dans lesquels la médecine a puisé la conviction erronée que l'embonpoint ne pouvait être enrayé dans sa marche ascendante et que l'obésité était incurable.

Cependant la description exacte des souffrances et des dangers déterminés par l'obésité parvenue à son degré extrême montrera au malade comment notre système lui permet d'avoir une espérance fondée en sa guérison, car elle est aujourd'hui sous la dépendance de sa volonté.

L'obésité est l'embonpoint parvenu au deuxième degré de son évolution, c'est-à-dire à la période stationnaire, grave et chronique.

Les personnes qui en sont atteintes peuvent arriver à un poids excessif, jusqu'à deux cents, trois cents, quatre cents livres et au delà !

Nous avons dit quelles sont les parties du corps dans lesquelles se logent habituellement les dépôts adipeux. La graisse attire la graisse ; aussi n'est-il pas rare de remarquer combien les progrès sont rapides quand ils ont une fois dépassé les limites ordinaires.

On considère généralement comme sanguines les personnes très-grosses, très-puissantes, ce qui les rend sujettes aux étouffements, aux éblouissements, aux congestions et à l'apoplexie. C'est une erreur qu'elles adoptent volontiers ; elles éprouvent aux changements de saison une effervescence nouvelle qui les fatigue beaucoup et leur fait courir des dangers ; de faibles émotions et la moindre fatigue déterminent des sueurs, la congestion sanguine des yeux, de la face, etc.; alors tout le cerveau est injecté, et leurs artères turgides battent violemment ; raison de plus pour persister dans cette croyance.

Elles éprouvent d'habitude des courbatures dans les membres, une fatigue douloureuse aux articulations, conséquemment une grande faiblesse musculaire ; leur respiration difficile et sifflante, accompagnée d'une toux catarrhale, ressemble à celle des asthmatiques.

L'obèse ressent fréquemment le besoin de s'assoupir ; il a peu d'énergie, nous ne dirons pas pour le travail, dont il est presque toujours incapable, mais pour se décider à faire l'exercice qui lui est recommandé.

Les choses les plus simples de la vie lui sont affreusement pénibles : se courber, se chausser, se vêtir, donner au corps les soins de propreté qui lui sont indispensables, accélérer la marche ou la prolonger quelque peu, monter des escaliers, sont autant d'impossibilités ou de supplices qui font pour lui de la vie un fardeau, et quelquefois de la délivrance un vœu secret.

Après cela, est-il nécessaire de faire remarquer que, outre la question de santé et de bien-être, il y a encore celle d'élégance, de beauté et de distinction, tout aussi capitale aux yeux des gens du monde atteints d'obésité, quels que soient leur sexe et leur âge, et à laquelle, nul ne l'ignore, on sacrifie en général toutes les considérations ?

Lorsque cette infirmité est poussée à un degré extrême, elle empêche ceux qui en sont affectés de s'étendre dans leur lit ; ils se sentent étouffer par des matières liquides qui leur montent à la gorge ou qu'ils sentent fluctuer dans leur poitrine.

Menacés d'asphyxie, ils changent souvent de position ; ils ont besoin à toute heure d'une grande quantité d'air. Ils sont sujets à des palpitations de cœur, ce qui s'explique par le refoulement que les amas graisseux produisent sur les organes pectoraux. Ils éprouvent une grande faiblesse dans les reins ; souvent leurs jambes, engorgées, refusent leur service, et, dans les cas rares où ils prennent la résolution de faire à pied une marche assez longue, leur volonté est obligée de céder devant leur extrême fatigue.

L'obésité nuit au travail intellectuel au moins autant qu'à l'activité physique. Avec elle les pensées deviennent paresseuses, incomplètes, et l'application pénible ; aussi la disposition à la somnolence se développe quand l'obèse veut s'adonner à un travail cérébral. Nous parlons ici de la généralité des cas ; mais cependant les exceptions sont très-rares.

. On a remarqué que certaines professions favorisaient le développement de l'obésité ; ce sont les occupations sédentaires, celles, par conséquent, qui aident le moins l'organisme à se débarrasser par les sécrétions quotidiennes du surcroît de l'alimentation et de l'accumulation des fluides.

Les maladies auxquelles sont plus sujets les obèses sont : l'hypertrophie du cœur et du foie, l'asphyxie, l'apoplexie, plus souvent séreuse que sanguine, l'apoplexie cardiaque, l'albuminurie, l'hydropisie. Cette dernière maladie surtout est presque inhérente à l'état avancé d'obésité, car elle est souvent le résultat de l'infiltration et de l'accumulation lente ou rapide de sérosités considérables dans le tissu cellulaire ou dans les membranes séreuses.

« Nous ne prétendons pas, dit un confrère, que l'infiltration graisseuse du cœur ou des artères produite par l'obésité soit la cause exclusive de l'apoplexie du cœur et du cerveau ; mais nous pensons qu'elle joue dans ces accidents un rôle plus fréquent que celui que les traités de médecine lui assignent. Malheureusement les observations anatomo-pathologiques nous font défaut sur ce point. Mais, s'il reste quelque doute sur l'importance du rôle que joue la dégénérescence graisseuse dans l'apoplexie, le doute ne saurait subsister sur la fréquence des apoplexies et des morts subites chez les personnes obèses. Ici il suffit à chacun de nous, pour s'éclairer, de consulter ses observations personnelles, de recueillir ses souvenirs, à propos des cas d'hémorrhagies cérébrales ou d'apoplexies cardiaques dont il a été témoin. Quant à nous, sur dix-huit personnes que nous avons vues atteintes d'apoplexie, voici ce que nous avons observé : seize de ces personnes, âgées de quarante-huit à soixante-quatorze ans, présentaient un état d'obésité plus ou moins prononcé ; excessif chez cinq d'entre elles ; deux étaient d'une complexion moyenne, et plutôt maigres qu'obèses. Des seize personnes

obèses, cinq sont mortes de mort subite par apoplexie cardiaque; onze, atteintes d'hémorrhagie
cérébrale, ont fini par succomber après un temps
variable. A Paris, où l'obésité est une disposition
physique très-commune, au moins dans certaines
professions, les cas d'apoplexie cardiaque sont
peut-être plus fréquents que partout ailleurs. Dans
la seule année de 1872, ainsi qu'il résulte des re-
levés qui nous ont été communiqués par la préfec-
ture de police, le nombre des cas de mort subite
constatés sur la voie publique s'est élevé à *quatre
cent soixante-deux*. »

Au sujet des cas d'asphyxie remarquables déterminés par l'obésité, on peut citer la mort du duc
de Brunswick, sur laquelle le *Figaro* du 30 octobre
1874 donne les détails suivants :

« Dans les six derniers mois de sa vie, alourdi
par un énorme embonpoint et paralysé par une
sorte de langueur paresseuse, M. le duc de Brunswick se confina dans ses appartements, malgré les
avis réitérés du docteur Bénet, son médecin, et
oublia le chemin de son escalier, qu'il ne devait
plus descendre vivant.

« Il passait, comme d'habitude, la plus grande
partie de la journée dans son lit, écrivant, dictant,
lisant et traitant ses affaires avec la plus grande
minutie durant ses matinées prolongées, et il rece=
vait au lit ses visites, comme s'il était dans son
cabinet de travail.

« A cinq heures il se levait, prenait son bain, souvent froid, et se livrait plusieurs heures aux mains de son valet de chambre. Une bonne partie de ce temps était employée à baigner, teindre, lisser, assouplir sa barbe et à la parfumer de différentes odeurs, notamment d'un certain extrait de violette qu'il faisait venir à grands frais de Paris.

« Sa toilette achevée, il se mettait à table pour le dîner, son seul repas du jour. Les mets étaient soignés, parfois excentriques, mais il mangeait peu. Quant à la boisson, la seule dont il fît usage, hormis quelques gouttes d'une liqueur spéciale de Hollande, c'était une bière légère qu'il faisait fabriquer à la brasserie Beaujon et dont il avait fait venir une large provision avant le siége de Paris. Il s'était tellement habitué à ne pas boire autre chose à ses repas, qu'il se la faisait servir à la table de l'empereur quand il dînait aux Tuileries. La sobriété d'ailleurs fut toujours sa vertu dominante.

« On était au 18 août ; depuis deux heures déjà le soleil avait disparu derrière les sommets du Jura. Le duc jouait une partie d'échecs.

Tout à coup il se lève et passe dans la chambre voisine, en disant à son partenaire qu'il laissait devant l'échiquier : « Ne me volez pas ! »

« Ce devait être sa dernière parole. Il avait trouvé dans son cabinet de toilette le plus terrible de tous les voleurs..... il avait trouvé la mort !

« Quand, après quelques minutes d'attente et de silence, on s'approcha de lui, il était sans mouvement sur le siége où il venait de s'asseoir.

« C'est le secret suprême qui échappe à l'histoire !

« Quelques soupirs étouffés et de faibles contractions musculaires prouvèrent que la vie ne l'avait pas tout à fait abandonné. Mais bientôt tout espoir disparut, et ni soins ni médecins ne purent retarder d'une seconde l'exécution de l'arrêt fatal. »

Bien que le mot *asphyxie* ne soit pas prononcé dans ce récit, il est facile de comprendre que c'est par un accident de ce genre que le duc a été tué. Malgré son obésité excessive, il semblait devoir vivre encore assez longtemps ; quelques secondes avant la catastrophe, il n'accusait aucune souffrance particulière ; il causait en jouant, et les médecins appelés pour lui donner des soins ne constatèrent ni apoplexie ni rupture d'anévrisme, en un mot aucune des maladies ou des accidents qui peuvent entraîner si subitement la mort. Le duc a donc été asphyxié en faisant un mouvement ou un effort que son état obésique lui interdisait.

Dans une brochure publiée sur cette matière, nous trouvons le jugement suivant :

« Il est remarquable que les obèses qui marchent encore un peu éprouvent une grande suffocation aussitôt qu'ils ont quelques marches à monter.

« J'ai donné des soins à un obèse qui faisait facilement deux ou trois fois le tour de son petit jardin et qui n'aurait pu, sans le secours d'un aide, monter les trois marches qu'il avait à gravir pour rentrer dans son appartement. Sa voiture était très-basse ; il n'y avait qu'un seul gradin, et cependant il fallait deux personnes pour l'y monter. Comment expliquer ces suffocations, cette apnée survenant dans cette circonstance ? Il a été constaté entre autres que les muscles perdaient de leur grosseur et de leur énergie au fur et à mesure que le tissu graisseux s'accumulait d'une manière démesurée dans l'organisme ; mais l'impuissance musculaire ne suffit pas pour donner la raison de ce phénomène morbide. Cette personne aurait pu être dans l'impossibilité de monter ces trois marches ou le faire seulement avec les plus grands efforts, sans éprouver de suffocation.

« Dans l'action de monter, il faut un déploiement de force musculaire tout autrement grand que dans celle de marcher. Pour gravir une marche d'escalier, les muscles locomoteurs ont à soulever tout le poids du corps ; pour ce faire, ils ont besoin d'un point d'appui au thorax, et ce point d'appui ne devient bien solide que par la contraction des muscles de cette partie du corps. Lors de cette contraction, les organes pectoraux se trouvent comprimés au point de gêner un peu le jeu des poumons chez le commun des hommes ; mais l'effet est beaucoup plus grand, plus prononcé pour les obèses, parce que, chez eux, cette contraction générale des muscles thoraciques va jusqu'à comprimer les filets du pneumogastrique et du grand sympathique qui se distribuent aux poumons et au cœur. Cette compression a lieu ici d'autant plus facilement, que les sujets ont ces organes déjà comprimés et gênés par une surabondance de tissu graisseux. »

Cette description exacte de l'oppression et de la suffocation explique parfaitement tout ce que l'on peut dire sur ce sujet, et les effets décrits sont ceux qu'éprouvent certainement les personnes extrêmement obèses. Voici encore un exemple puisé à la même source et qui offre beaucoup d'intérêt :

« En l'année 1859, M. X... se trouvait fort incommodé par son état d'obésité. Agé seulement de trente ans, il était arrivé à ne pouvoir plus marcher. Il s'était d'abord servi du cheval pour faire ses promenades et ses excursions ; mais il était arrivé à ne pouvoir plus supporter le mouvement de sa monture quand elle était en marche. Il était condamné, lorsqu'il voulait aller d'un lieu à un autre, à se placer dans une chaise à porteurs. Il était atteint de suffocations sous l'influence du plus petit effort pour faire un mouvement. Les nuits étaient pour lui des heures de fatigue extrême, ne pouvant s'étendre, et étant forcé d'avoir la tête toujours extrêmement haute, comme dans la position assise.

Il était couvert d'une sueur continuelle, comme la plupart des obèses. M. X... pesait trois. cents livres ! »

Autre exemple du même auteur :

« Dans le courant de l'année 1866, Mme T..., en m'envoyant la photographie de son mari, m'écrivit une lettre dans laquelle elle m'exposait la situation de M. T... Agé de 66 ans ; sa taille, de 1^m,40 ; sa grosseur, prise à la taille, mesure exactement aussi 1^m,40 ; il pèse 320 livres. Il a jusqu'ici travaillé avec assez de facilité. Dans sa jeunesse, il était d'une grosseur ordinaire ; mais, à la suite d'une maladie qui nécessita plusieurs saignées, il engraissa considérablement. Depuis dix ans, sa grosseur, qui ne fait qu'augmenter, a été et est de plus en plus la cause d'accidents et d'infirmités. Il ne peut travailler qu'assis dans un fauteuil à roulettes qu'on pousse d'un lieu dans un autre. Il a mille peines à faire quelques pas ; il a une oppression continuelle qui est augmentée par le plus petit mouvement. Tout aussitôt qu'il vient à dormir, il se produit un sifflement aigu qui semble sortir du fond de sa poitrine ; s'il tousse, ses yeux deviennent comme injectés de sang. La graisse le gêne considérablement aux aisselles, aux aines, à la naissance des cuisses, où il se coupe comme les jeunes enfants très-gras, ce qui lui occasionne des douleurs qu'il compare à celles d'une brûlure. Les jambes sont d'une dureté remarquable ; les pieds sont en partie recouverts par le bas des jambes tuméfiées et qui sont venues tomber dessus ; la peau se fend par place. La sueur tache en jaune son linge, et elle est d'une ténacité telle, qu'elle résiste quelquefois à la lessive. M. T... a une hernie ombilicale ; il est poursuivi par une envie continuelle de dormir. Il a une soif vive et fréquente ; il ne boit que de l'eau à ses repas et mange la plupart du temps des légumes et des fruits, ainsi que des fécules préparées de différentes manières, et qu'il préfère au pain ; entre ses repas, il prend souvent des limonades. »

Nous reviendrons sur les remarques que nous suggèrent certains détails de ces deux exemples d'obésité.

Assez souvent il arrive que des personnes chargées d'un trop grand embonpoint se font pratiquer des saignées à chaque renouvellement de saison, non pour combattre cet état général, mais pour apporter un soulagement à leur gêne. En effet, au moyen de ces émissions sanguines, les céphalalgies, les douleurs de tête auxquelles sont sujettes les personnes trop grasses cessent dans une certaine mesure, du moins pour quelque temps, pendant lequel elles éprouvent un calme bien désiré et qui les rassure. Le volume du sang ayant diminué, la circulation en est plus libre et plus facile ; la dépression vasculaire permet à ce fluide réparateur d'obéir plus facilement à l'impulsion cardiaque.

Mais cette pratique est très-funeste, car, nous

l'avons déjà dit, rien ne favorise autant que les pertes de sang le développement du tissu adipeux; et alors, sous l'influence de ces hémorrhagies périodiques, l'embonpoint augmente, entraînant avec lui les étourdissements et les maux de tête provoqués par la pléthore lymphatique.

Il est de règle générale qu'il faut bien se garder de saigner les sujets gras ; les émissions sanguines, chez eux, ne font qu'affaiblir l'organisme et favoriser l'accroissement de l'obésité.

Affaiblir la constitution, c'est appauvrir le sang ; et, comme l'obésité est liée au tempérament lymphatique, plus l'on saignera un sujet de cette nature, plus l'on contribuera au développement de ce tempérament, et, par suite, à celui de la graisse.

Les saignées doivent donc être proscrites de tout traitement tendant à faire disparaître l'obésité.

Il y a des tempéraments sanguins qui conduisent à l'obésité, mais il y a beaucoup plus de cas de cette maladie dans les constitutions lymphatiques ; et cependant les obèses sont très-portés à se croire sanguins et passent pour l'être aux yeux du monde inexpérimenté en cette matière.

Cependant toutes les observations médicales faites sur cette question permettent d'affirmer que, lorsque le sang manque de fibrine et de globules, que la quantité d'eau dépasse les proportions normales, l'obésité trouve en ces dispositions l'élément le plus favorable pour se développer jusqu'à des limites invraisemblables.

L'analyse chimique du sang indique quelles doivent être les proportions des divers éléments organiques du liquide nourricier dont les modifications sont le vrai thermomètre de la santé.

Sur 1,000 grammes, le sang de l'homme, à l'état sain, doit renfermer 3 grammes de fibrine, 127 grammes de matière globulaire, dans laquelle l'hématosine, ou matière colorante, entre pour 2^{gr},5, 68 grammes d'albumine, 12 grammes de diverses matières organiques ou inorganiques, et 790 grammes d'eau.

Il peut cependant exister de légères différences dans ces proportions, sans que pour cela il y ait maladie ; mais, de même que, lorsqu'il s'y trouve une trop grande augmentation de globules et de fibrine, il y a excès de force vitale, et que la pléthore sanguine prédispose aux maladies inflammatoires et aux congestions, de même, lorsque ces éléments diminuent et que la quantité d'eau augmente, l'énergie vitale s'affaiblit, la constitution devient molle, et la pléthore lymphatique peut provoquer les apoplexies séreuses dont nous avons déjà parlé, ainsi que les hydropisies locales ou générales.

L'analyse du sang ne peut pas toujours être d'un grand secours dans la pratique: mais, théoriquement, elle sert de base à des appréciations très-sérieuses, qui sont appuyées et corroborées par les signes certains que l'œil exercé du médecin habile découvre dans la plupart des cas qu'il est appelé à soigner. L'état du sang, coïncidant avec certaines maladies locales, doit donc attirer son attention et entrer en ligne de compte quand il s'agit de soigner l'embonpoint et l'obésité.

Il a été dit : « Les sujets lymphatiques qui, s'adonnant à la bonne chère, prennent peu d'exercice et jouissent d'une grande quiétude d'esprit, engraissent nécessairement : l'obésité les menace. »

Mais, quoique cette infirmité soit intimement liée au tempérament lymphatique, il ne faut pas supposer que ces sujets engraissent, parce qu'ils mangent plus ou moins, mais bien plutôt parce que leur disposition à former beaucoup de liquides séreux les prédispose aux engorgements et facilite la formation de la graisse.

Diogène s'adressait certainement aux obèses sanguins lorsqu'il disait : « Il en est d'un corps que l'on gorge d'une quantité surabondante de viande, comme d'un grenier dans lequel on accumule des victuailles : les maladies pullulent dans l'un comme les rats dans l'autre. »

Cette observation, bien digne du Cynique, est cependant juste : les hommes à tempérament sanguin, qui aiment trop les plaisirs de la table, favorisent par cette passion le développement et la dilatation graduée de la cavité gastrique, qu'ils forcent de recevoir et de contenir trop d'aliments, en même temps qu'ils provoquent, pour ainsi dire volontairement, l'état obésique et les maladies diverses qu'entraîne la pléthore sanguine.

A ceux-ci, malgré notre peu de sévérité en matière de diète ou d'abstinence, nous serons obligé, au chapitre *Traitement*, de recommander une sobriété relative, sans laquelle aucune médication ne pourrait agir.

En effet, chez les sujets où la cause première est sans cesse entretenue, il doit y avoir, en entreprenant de se soigner, une résolution bien arrêtée de modifier cette cause, s'ils ne veulent tenter de stériles efforts.

L'intempérance gastronomique doit donc être corrigée lorsqu'il y a désir sincère de guérison. Il est bien entendu que nous ne parlons ici que des obèses dont le développement adipeux n'est produit que par l'absorption quotidienne exagérée de principes nourriciers trop abondants, qui, un jour, causeront chez eux divers accidents pléthoriques bien connus.

Ceci dit en passant, parce que l'occasion nous semblait opportune, rappelons que les gens gras sont les plus sujets à contracter les maladies épidémiques. C'est un fait d'observation générale. L'apparence des personnes atteintes de beaucoup d'embonpoint est trompeuse; on suppose qu'elles sont vigoureuses, bien portantes, et cependant elles ne peuvent supporter aucune fatigue et fournissent de nombreux contingents à la mort.

Les assertions des médecins, philosophes et observateurs anciens et modernes nous apprennent, ce que personne du reste ne cherche à contester, qu'il y a eu de tout temps des obèses et qu'à toutes les époques leur état a provoqué l'attention des savants. Mais il faut ajouter que les progrès de la vie matérielle, que les raffinements, la mollesse de la civilisation, n'ont pu qu'en augmenter considérablement le nombre.

En regardant autour de soi dans les grandes villes, et surtout à Paris, il est aisé de s'en convaincre.

Il n'est pas possible, en effet, d'entrer dans un omnibus, dans un théâtre, dans les divers lieux où chacun a droit à un petit espace mesuré, sans remarquer que, de temps à autre, de volumineuses épaules et d'énormes abdomens enlèvent une bonne moitié de la place que devraient occuper des voisins, fort gênés de cette proximité.

Les occupations sédentaires secondent les progrès de l'embonpoint ; mais il en est du genre de travail comme de la nourriture et de tant d'autres conditions qui, tout en étant favorables à une prédisposition, sont choses nulles lorsque cette tendance n'existe pas et ne sauraient la faire naître.

En effet, on a dit et répété que la nonchalance, la vie de luxe et d'oisiveté, la bonne chère, l'absence

de toute tension d'esprit, étaient la cause du développement de l'embonpoint. Mais ne voit-on pas
souvent, comme preuve contradictoire, des personnes très-sobres, ayant éprouvé les plus violents
chagrins, n'ayant joui d'aucun bien-être, devenir
extrêmement grosses ?

Ceci est assez facile à constater pour n'être point
nié, et c'est en même temps une preuve que chercher seulement dans le régime de la table ou dans
les différentes habitudes de la vie les moyens
propres à préserver ou à débarrasser de l'embonpoint, c'est errer à l'aventure, sans jamais pouvoir se
flatter à l'avance d'obtenir tel ou tel succès.

Cependant, si, d'une part, nous accusons les progrès matériels de l'existence de contribuer au développement de l'obésité, et si, d'autre part, nous
n'admettons pas que ces mêmes progrès puissent
faire autre chose qu'aider à des dispositions déjà
accentuées, il peut sembler qu'il y ait dans notre
raisonnement une sorte de contradiction, mais il est
facile de prouver qu'elle n'est qu'apparente.

La vie sédentaire appauvrit le sang, la recherche
de mets plus délicats que nutritifs blase et affaiblit
l'estomac, l'abus de tous les plaisirs que les mœurs
des grandes villes rendent faciles énerve les constitutions, et voilà comment, en se succédant, les gé-
nérations s'affaiblissent. La chloro-anémie et le
rachitisme se rencontrent partout, et l'obésité semble se généraliser.

Ce n'est pas quand elle se manifeste ou existe déjà, que de légères modifications dans les habitudes de la vie peuvent suffire à la prévenir ou à la déraciner; il faut, au contraire, modifier énergiquement les causes qui agissent sur l'état du sang et des organes, si l'on veut traiter efficacement les personnes affligées par l'obésité.

CHAPITRE IV

Traitements connus de l'obésité. — Leur impuissance.

D'après ce qui a été dit plus haut, nous rejetons, comme ne pouvant combattre sûrement l'embonpoint et moins sûrement encore l'obésité, les traitements que, dans certaines villes d'eaux, on fait suivre aux malades qui veulent perdre leur surcroît de graisse.

Les eaux d'Allemagne, celles de Vichy et du Mont-Dore ne sont pas plus efficaces en ce cas les unes que les autres, et, si on y obtient par la sudation quelques modifications heureuses, on peut être sûr que, dans toute localité où se trouve un établissement hydrothérapique, on pourrait aussi facilement arriver aux mêmes résultats en employant des bains de vapeur, des douches, des massages, etc.

Nous n'avons pas à faire remarquer que certaines maladies, précisément habituelles aux obèses, s'opposent à l'épreuve des quarante ou cinquante degrés de chaleur quelquefois employés. Mais, outre cela, nous avons la conviction bien arrêtée que la diminution du poids que l'on constate sur les sujets est tout au plus momentanée, car elle est au fur et à mesure compensée, ou à peu près, par la réparation de la nutrition et du sommeil, et souvent après cessation du traitement il y a une recrudescence très-marquée d'embonpoint.

La gymnastique, notoirement impuissante, est rarement utile ; nous croyons que, si elle convient quelquefois à la jeunesse, non-seulement elle est peu du goût des personnes arrivées à l'âge de l'embonpoint, mais que surtout, comme l'ont avancé beaucoup de médecins, elle peut leur faire courir de vrais dangers.

Nous ne pouvons jamais parler de gymnastique en même temps que d'obésité, sans nous représenter un grave magistrat, un respectable ecclésiastique, chargés l'un et l'autre d'une forte corpulence, se rendant dans les établissements *ad hoc*, cherchant à y faire assaut d'adresse, ou encore jouant avec une animation fébrile aux barres, à la balle, à la course, enfin à tous les exercices qui peuvent, selon certaines indications, les mettre en nage, les exténuer et.... rarement les faire maigrir.

Nous avons assez répété que la marche, la simple promenade, sont antipathiques et très-pénibles aux personnes trop grasses ; qu'il est impossible à des obèses pouvant à peine se mouvoir d'aller au trapèze ou faire vingt kilomètres par jour, et qu'un tel conseil semble bien plutôt une dérision qu'une prescription médicale sérieuse.

L'on objectera qu'au début de l'embonpoint, des moyens semblables sont utiles ; nous répondrons que, lorsque l'on est à la première période d'une affection quelconque, on y fait à peine attention ; on se borne à espérer les modifications physiologiques et naturelles, et, si on se décide à essayer quelques petits moyens, c'est à coup sûr de ceux que l'on a à sa portée, sous sa main, qui fatiguent et dérangent le moins. Or, ces moyens-là n'ayant pas existé jusqu'à ce jour en ce qui concerne la maladie dont nous parlons, on lui laisse prendre peu à peu du terrain, et, quand on veut la chasser, il est ordinairement trop tard.

Pour ce qui est de la question du régime alimentaire appliqué à la guérison de l'embonpoint et de l'obésité, dont nous avons dit quelques mots çà et là, nous allons nous y arrêter un instant, car le sujet en vaut la peine.

Ce système est sans contredit, de tous les moyens conseillés, celui qui offre le moins d'excentricité, de dangers ou d'impossibilités.

La science s'est trouvée jusqu'à ce jour dans une grande pénurie de prescriptions médicamenteuses capables de combattre l'état obésique ; voilà pourquoi le régime alimentaire, appliqué à propos, a été considéré comme le plus puissant modificateur de cette maladie. En effet, quelques cas fort rares de guérison ont fait croire un instant que la médecine possédait enfin la méthode cherchée depuis des siècles, donnant aux personnes trop grasses le pouvoir de se faire maigrir sans aucun danger et surtout sans altérer leur santé.

Il n'en était rien cependant; l'expérience se charge chaque jour de prouver combien on doit peu compter sur les résultats que le régime peut produire de loin en loin et par exception.

Il faut cependant reconnaître que, conseillé à propos, il n'a pas l'inconvénient de causer aux malades des dangers réels et d'aggraver leur état, comme peuvent le faire certains moyens empiriques dont nous avons dit quelques mots.

Mais, si le régime n'entraîne aucun inconvénient majeur comme peuvent le faire des exercices trop réitérés, trop violents, des sueurs immodérées, etc., il faut bien admettre que, pour grand nombre de sujets obèses, il se trouve en contradiction avec certaines maladies inhérentes, pour ainsi dire, à leur situation, telles que la gravelle, la pierre, les catarrhes de vessie, les dispositions congestivés, etc.

En effet, de toutes les prescriptions relatives à l'alimentation, la meilleure pour les obèses est celle de prendre sous un petit volume une nourriture fortifiante, c'est-à-dire animale, azotée, composée de viandes rouges et noires rôties, de poissons à chair nourrissante, tels que sole, saumon, homard, etc., etc., de très-peu de légumes, et des moins aqueux, et, pour boisson, de faire usage aux repas de vin blanc généreux aussi peu étendu que possible, et pur toutes les fois qu'il n'inspire pas une trop grande répugnance. Avec cela, privation de pâtes, de fruits, de sucreries, de gâteaux, de boissons trop abondantes et surtout de bière.

C'est en suivant pendant de longs mois un régime de ce genre que Banting a obtenu son amaigrissement et que certains médecins ont pu faire diminuer l'embonpoint de quelques malades.

Or personne n'ignore que, pour combattre les complications des maladies de l'appareil rénal, il faut nécessairement se soumettre au régime végétal, tout à fait opposé au précédent, et vivre exclusivement de laitage, de mets légers, aqueux, renoncer aux vins et aux liqueurs fermentées, boire de la bière coupée avec de l'eau, des limonades, et en faire surtout un grand usage, afin de provoquer la sécrétion urinaire.

On peut juger d'après cela du rôle contradictoire, pour ne pas dire nuisible, rempli par le régime lorsque, *seul*, il est appelé à combattre l'obésité compliquée de maladies graves.

Est-il possible en effet, nous le répétons, de concilier les exigences bien reconnues, bien indiscutables, des affections de la vessie et des dispositions pléthoriques avec celles tout à fait opposées de l'état d'obésité ?

Dans ces cas complexes, il faudra nécessairement

diriger le régime en vue de l'affection principale, qui peut être l'une de celles que nous avons désignées, et le développement de l'obésité se trouvera singulièrement activé par un régime végétal débilitant ; ou bien il faudra soigner l'obésité par un régime tonique et aggraver inévitablement les maladies que complique la formation de l'acide urique, favorisée, on le sait, par une riche alimentation.

Si le régime est assez puissant pour guérir, en même temps que l'embonpoint, une obstruction d'organe, ce qui est contestable, il ne peut cependant lutter avec avantage contre un commencement d'hydropisie, contre une hypertrophie et tant d'autres maladies intimement liées à l'état obésique.

Il agit seulement chez les rares sujets dont le développement adipeux est étranger à une maladie quelconque ; et pour nous, qui avons acquis la certitude que l'embonpoint était presque toujours le symptôme d'une affection naissante, et l'obésité celui d'un état chronique grave, il est à peine admissible qu'il y ait bon nombre de sujets passibles du traitement par le régime.

Néanmoins, supposons leur existence. Admettons que leur surcharge graisseuse n'est point un fait pathologique, que c'est l'amour de la table ou l'absorption d'une grande quantité de mets recherchés et de boissons généreuses qui soient les générateurs de la graisse ; pour ceux-là seuls, nous pensons que le régime sera salutaire ; il pourra modifier des symptômes de maladie commençante et retarder l'éclosion de l'obésité, mais il ne l'empêchera jamais complétement de faire son apparition.

Si nous admettons que le régime peut modifier pour quelque temps un tel état ou des états analogues, c'est tout ce que nous pouvons lui accorder; car nous avons la certitude qu'il ne peut se rendre maître d'affections compliquées et dangereuses. Bientôt celles-ci reprendront le dessus et mettront le malade dans l'impossibilité de s'astreindre, comme les personnes assez bien portantes, à une nourriture insupportable à leur estomac délabré, usé et paresseux.

Il est certain que le duc de Brunswick eût entravé quelque peu la marche de son infirmité s'il eût voulu renoncer à la bière, à ces plats qualifiés d'excentriques, nécessaires à son palais blasé, mais pernicieux à sa santé, et si surtout il eût moins aimé le repos du lit. Il ne devait point ignorer cela; son médecin avait souvent cherché à lutter contre la marée montante de sa graisse, qui devait fatalement l'engloutir.

Ceci ne fait que signaler davantage combien il est difficile d'obtenir d'un malade, et surtout d'un obèse, l'adoption rigoureuse d'un régime qui presque toujours l'oblige à renoncer à des habitudes invétérées, hygiène qu'il lui faut continuer pendant des mois ou des années s'il ne veut compromettre les quelques résultats obtenus.

Il y a encore contre cette méthode, si nous pouvons lui donner ce nom, la difficulté pour une personne vivant en famille d'imposer à son entourage l'alimentation qui lui est favorable ou de faire préparer pour elle seule les plats dont elle doit se nourrir.

En résumé, sauf quelques rares exceptions, le régime ne peut constituer une méthode thérapeutique ; il est l'auxiliaire utile d'une médication rationnelle, mais voilà tout ; il ne faut pas lui demander davantage, et nous ne nous abusons nullement sur sa valeur quand nous croyons devoir le conseiller ou l'imposer.

Nous avons assez démontré l'inopportunité de la gymnastique, l'impuissance des eaux minérales, celle du régime alimentaire *employé seul*, si ce n'est dans des cas tout à fait exceptionnels ; nous en avons fait autant pour la diète, préconisée par les anciens, ainsi que pour les moyens violents et quelquefois barbares essayés dans certaines contrées et surtout en Angleterre.

Après avoir expliqué comment les purgatifs et les sudorifiques, même exagérés, sont impuissants, comment les remèdes acides et certaines préparations secrètes constituent une pratique nuisible et dangereuse, capable de compromettre la santé et même la vie, il nous reste à faire connaître de quelle manière nous traitons l'obésité.

Des idées et des théories de nos devanciers il ne reste rien.

L'obésité est une maladie, avons-nous dit ; ce point de départ nous a fait trouver dans la pharmacopée actuelle les éléments d'une médication vraie et efficace qui, répétons-le, combat avec succès la formation des corps gras dans l'organisme.

Cette méthode est très-puissante, car de nombreuses expériences nous permettent d'affirmer qu'elle guérit souvent et soulage toujours.

Beaucoup d'obèses seront trop heureux d'obtenir ce dernier résultat.

CHAPITRE V

Cure de l'embonpoint. — Thérapeutique rationnelle.

Nous pourrions passer immédiatement à l'exposé et à l'application de notre traitement ; mais, au risque de nous répéter sur certains points, nous croyons devoir fournir d'une manière abrégée quelques-unes des observations par lesquelles nous sommes arrivé à établir notre méthode, persuadé qu'en s'appuyant sur les mêmes données que nous on évitera beaucoup de tâtonnements.

Nous l'avons dit, nous sommes parti de ce principe : puisque l'embonpoint commence d'habitude à l'âge où le développement du corps est complet et qu'il accompagne le plus souvent certains désordres symptomatiques, tels que oppressions, suffocations, vertiges, nervosisme, etc., il coïncide avec l'état morbide d'un ou de plusieurs organes ou avec la perversion générale de l'organisme.

Notre attention a été souvent frappée de voir beaucoup de malades depuis longtemps souffrants, débilités par de profonds chagrins, n'ayant aucun appétit, s'alitant parfois et ne prenant habituellement qu'une nourriture insignifiante, grossir cependant et paraître, après ces longues périodes de langueur, se mieux porter, quoique, en réalité, leur santé ne fût pas devenue meilleure.

Nous avons remarqué encore que des femmes minces et délicates devenaient grasses après certaines couches, mais que ce commencement d'embonpoint coïncidait d'ordinaire avec l'éclosion de là maladie utérine; que des gens gras et frais, dont les plaintes avaient été souvent taxées d'exagération, étaient morts rapidement à la suite d'affections très-diverses, mais dont l'ancienneté était incontestable, quoique longtemps dissimulées par une santé de l'aspect le plus florissant.

Les maladies d'estomac ont particulièrement attiré notre observation; quand nous disons maladies d'estomac, nous comprenons avec elles les engorgements du foie, qui les compliquent si fréquemment.

Nous avons constaté, avons-nous dit aussi, que les ballonnements et les flatuosités intestinales, passagères au début d'une gastrite ou d'une gastralgie, deviennent de plus en plus persistantes et passent enfin à l'état chronique; alors, si ces maladies causent l'amaigrissement chez certains sujets, elles en prédisposent un bien plus grand nombre à l'embonpoint.

La gastralgie surtout, quoique très-douloureuse, ne compromet cependant pas immédiatement l'existence; elle se présente le plus souvent d'une manière intermittente, qui permet à l'organisme de se reposer dans l'intervalle des crises pour résister à une autre atteinte névralgique.

Nous avons aussi remarqué que beaucoup de femmes, à l'âge critique, deviennent fort grosses et néanmoins sont sans cesse souffrantes.

Il faut donc considérer l'embonpoint coexistant si fréquemment avec l'état maladif, non pas comme un indice de santé, mais comme la conséquence d'un état pathologique grave.

Après bien des expérimentations et des travaux d'un labeur opiniâtre, nous avons pu avec juste raison nous arrêter à cette pensée, qui bientôt devint une ferme et inébranlable conviction, à savoir que les obstructions des différents viscères, accompagnées de gonflements d'abord internes, sont le point de départ de l'accumulation adipeuse dans les régions où ils siégent.

Il ne suffit pas de se borner à constater l'existence de ces obstructions, mais il faut encore chercher leur origine, afin d'établir une base d'opération certaine, sans laquelle il n'est pas de traitement rationnel possible.

En dehors de causes héréditaires, les engorgements viscéraux sont la conséquence de maladies inflammatoires aiguës ou chroniques.

L'inflammation est la congestion sanguine d'un organe ; elle peut être produite par le passage d'un lieu chaud dans un milieu froid lorsque le corps est en sueur, par quelques excès, par la suppression d'une sécrétion habituelle, par un travail intellectuel trop prolongé, par une contusion, etc., etc. On voit donc que nul n'est à l'abri d'une affection inflammatoire quelconque.

Les symptômes de cet état sont la douleur, la rougeur, la chaleur et le *gonflement* de la partie affectée. L'inflammation peut passer et passe trop souvent de l'état aigu à l'état chronique ; mais il peut aussi arriver qu'elle se développe lentement et envahisse telle partie du corps qui lui convient le mieux, sans présenter les prodromes de la période aiguë.

A propos de ce cas fréquent, et sans entrer dans l'éternelle discussion de ceux qui invoquent l'altération du sang comme cause de maladie sans vouloir la considérer comme un de ses effets, de ceux qui reportent tout à la doctrine humorale et de ceux enfin qui rejettent le mot si expressif d'obstruction pour y substituer ceux de congestion et d'engorgement, nous devons dire que ce sont les engorgements, les fluxions, les congestions, les épanchements, les obstructions, tous signes d'affec= tions de la même famille, qui nous semblent être l'origine des principales maladies qui déciment l'hu= manité.

Sous ces différentes dénominations se cachent les affections graves du moment présent, qui deviennent le point de départ de beaucoup d'autres maladies incurables dans un temps plus ou moins long.

L'altération profonde du sang est toujours la conséquence de longues souffrances, si cette altération n'a pas été elle-même la cause première des désordres, et c'est sous son influence que se manifestent la dégénérescence, la décomposition et la mort.

Les phénomènes inflammatoires sont assez bien représentés par cette métaphore tirée d'une observation journalière :

« Il se passe dans les canaux sanguins ce qui a lieu dans les conduits hydrauliques. Des concrétions calcaires se forment-elles dans des tuyaux ? ils s'engorgent, l'eau ne coule plus, il se produit des distensions, des ruptures, des épanchements du liquide, phénomènes purement physiques, mais entièrement analogues à ceux qui se remarquent dans l'inflammation.

« Le liquide vivant ne contient pas seulement quelques particules susceptibles de se solidifier ; il charrie avec lui des myriades de globules microscopiques suspendus dans une matière éminemment coagulable ; le moindre arrêt dans ces canaux la fait se prendre en masse : de là des obstructions d'abord partielles, puis générales, la distension des parois vasculaires, qui ne peuvent plus revenir sur elles=

mêmes par suite de cessation de la circulation, et leur rupture. »

Bientôt, l'inflammation se propageant sous l'influence de forces multiples, ses ravages s'étendent circonférenciellement, par continuité ou contiguïté de tissus, et, dès les premières atteintes d'une affection simple et locale, si elle n'a pu être déracinée, on se trouve rapidement en présence d'un état général morbide, entretenu par une perturbation plus ou moins grande des différents fluides de l'organisme, et principalement du sang.

Aussi ne pouvons-nous trop répéter qu'avant l'explosion d'un mal capable d'être un jour incurable, il faut diriger une thérapeutique active et intelligente sur les parties qui, même altérées, offrent cependant d'immenses ressources tant qu'elles ne sont pas frappées de dégénérescence organique.

L'état organo-physiologique du sang peut aussi être profondément modifié quand le principe morbifique n'a pas altéré la forme et la composition chimique des globules sanguins; mais il est sage de ne pas attendre trop longtemps si on veut avoir le droit de compter sur la guérison.

Ce sont donc les engorgements, les congestions ou obstructions des organes et l'altération du sang qui donnent naissance à l'embonpoint d'abord, à l'obésité ensuite; nous en sommes certains, et c'est à la suite de nombreux résultats obtenus que nous nous adressons aujourd'hui aux malades.

Soigner ou guérir les différentes maladies que nous venons de désigner, et celles qui en découlent, a toujours été le désidérium et l'écueil de la science médicale ; mais ces soins n'ont jamais été compris et appliqués dans le sens que nous indiquons. Voilà ce qui explique comment on n'a pu encore faire entrer dans le cadre nosocomial l'infirmité qui nous occupe, et pourquoi, en dehors de quelques systèmes absurdes ou insuffisants, elle est restée, dit-on, l'apanage des panacées ridicules de charlatans ou de commères.

Inutile de raconter, même succinctement, les laborieuses recherches entreprises avant d'arriver au succès ; nous avions la preuve évidente que le plus souvent la maladie est une réaction de la nature, c'est-à-dire de l'organisme, qui, dans le but de sauver le malade, travaille de toutes ses forces à détruire la matière morbifique et à l'expulser. En outre, de nombreuses autopsies nous ont permis d'étudier les organes d'individus morts à la suite d'inflammation chronique, et nous avons été conduits à chercher les remèdes applicables à ces injections sanguines, à ces infiltrations purulentes, à ces tuméfactions, à ces indurations dont ils sont le siége.

Cette thérapeutique, nous croyons l'avoir trouvée.

Nos médicaments sont faciles et agréables à prendre ; ils purifient, assainissent, tonifient les organes atteints, chassent les sérosités anormales extra et intra-cellulaires, diminuent la lymphe, donnent plus d'énergie et de richesse au sang pauvre, dégorgent le système artériel et veineux de l'hypérémie funeste apportée par la pléthore sanguine, en détruisant positivement l'excès de graisse, enrayant sa formation, en un mot rétablissant la santé dans les cas, heureusement nombreux, où la nature n'a pas fermé la porte à toute espérance.

La médication qui détermine ces résultats merveilleux demande quelques explications exposées dans le chapitre suivant.

CHAPITRE VI

Traitement. — Provenance et propriété de nos remèdes.

Les substances qui servent de base à notre traitement sont toutes tirées du règne végétal ; par conséquent, elles sont facilement digestibles et très-assimilables.

Leur action générale est analogue à celle des reconstituants toniques, c'est-à-dire qu'elles fortifient les tissus des organes en augmentant leur énergie et leur vitalité.

Sous leur influence, les grands appareils de sécrétion fonctionnent avec une activité particulière ; l'élimination des produits inutiles ou nuisibles s'établit d'une manière régulière, jusqu'à ce que l'économie soit revenue à l'état normal.

Il existe dans la nature certains produits tanninés qui, unis à des acides végétaux, forment des tannates neutres solubles en toutes proportions dans les sucs gastriques.

Ces tannates sont absorbés et entrent dans le tor=

rent circulatoire pour se mettre en contact avec la masse sanguine, qu'ils modifient de mille façons.

Le sang devient plus vermeil, plus fluide, plus généreux ; l'énorme quantité de lymphe, de sérum et d'eau qu'il renferme, chez les sujets atteints d'obésité, est obligée de céder la place à des substances qui lui sont contraires.

La filtration incessante qu'il subit dans les canalicules de l'appareil excréteur de l'urine devient plus rapide et plus abondante, et les produits morbides qu'il renfermait sont expulsés avec ce liquide de sécrétion.

Les diverses substances qui contiennent des tannates ne se présentent pas toujours avec des propriétés semblables ou équivalentes ; elles ne peuvent être appliquées dans tous les cas ou être substituées les unes aux autres, car elles ont chacune un usage spécial.

Or nous n'avons trouvé que dans certains tannates spéciaux la réunion, la combinaison des principes d'une application utile dans l'obésité.

Nous devons, sans purger, dégager graduellement les organes obstrués ; sans irriter, donner de l'énergie à l'appareil digestif, et, sans fatiguer, éliminer le principe adipeux qui est notre principal objectif.

Nous avons obtenu ces effets-là sur les quatre cinquièmes de nos malades, par la prescription de tannates chimiquement purs, à prendre dans de l'eau sucrée ou macérés dans du vin blanc.

Nous y avons joint, selon les cas, l'emploi du polytric, du polypode de chêne, de la seconde écorce de
sureau et de bouleau, des bourgeons de chêne, du
chlorure de sodium, compléments nécessaires de
nos moyens d'action.

Le polytric, le polypode, les bourgeons de chêne,
contiennent un principe tannique très-actif qui les
rend très-reconstituants.

Notre méthode repose sur le principe général de
tonification des tissus.

C'est par elle que nous avons pu ramener à la
santé et à une amélioration très-sensible bien des
obèses que toute médication avait été impuissante à
soulager.

Par elle, la pléthore séreuse productrice d'immenses ravages, la prédominance et l'excès de la
lymphe se traduisant à l'intérieur par les engorgements des différents viscères, et à la surface par la
bouffissure des chairs, l'œdème et l'anasarque, ainsi
qu'une infinité de désordres congestifs, sont obligés
de disparaître.

En un mot, tous les états vraiment graves que présente l'obésité ont été traités victorieusement par
notre système.

Les différentes substances que nous venons d'indiquer, et qui, isolées, produiraient des effets peu
appréciables, deviennent, dans une médication générale, des auxiliaires précieux quand il s'agit d'in-
fluencer des organes délabrés, parce qu'elles nous

offrent l'avantage de pouvoir être, les unes, ordonnées dans le cours du traitement, les autres dans les intervalles de repos, entretenant ainsi ou continuant les effets déjà produits.

Dans différents cas, si nous recourons à de petits moyens de détail peu en rapport avec l'ensemble de notre système, cela tient à ce que certaines maladies contre-indiquent quelquefois le traitement anti-obésique, et empêchent, surtout au début, ou à un certain moment de leur évolution, de traiter exclusivement l'obésité par les remèdes en notre possession.

Il faut en outre, dans ces cures, tenir un très-grand compte des diverses sortes de tempéraments et ne jamais méconnaître leur plus ou moins grande influence.

On a nommé tempérament l'ensemble des prédominances originelles ou acquises que l'homme offre dans les parties principales de sa constitution et qui le prédisposent à diverses affections, en imprimant à celles qui se développent une physionomie particulière.

Mais les opinions diffèrent considérablement dans ces classifications, et si, d'un côté, les médecins anciens se sont efforcés de démontrer que tout peut être compris dans les quatre types : sanguin, lymphatique, bilieux, nerveux, d'un autre côté, les modernes, plus attentifs et plus observateurs, disent qu'il faut y ajouter le cellulaire, l'adipeux, le scléreux, le musculaire, etc., etc.

Comme il est déjà rare qu'un tempérament soit absolument conforme à l'un des quatre grands types fondamentaux et qu'il n'emprunte le plus souvent quelque chose à chacun d'eux, il est encore plus difficile évidemment de trouver des individus dont la manière d'être corresponde, ou à peu près, à l'une des dix ou douze variétés de tempérament que certains médecins admettent aujourd'hui.

Aussi, autant pour simplifier nos renseignements que parce que cela correspond à notre manière de voir personnelle, nous allons nous arrêter aux quatre types généraux ci-dessus désignés, sûrs d'avance qu'il faudra malgré cela, et souvent, modifier les idées et les prescriptions en face des contradictions physiques qui ne manqueront pas de se présenter.

Quant aux maladies, elles sont bien plus nombreuses, plus variées et plus contradictoires que les tempéraments. Nous réduirons encore de ce côté-là, autant que possible, nos indications, afin de les rendre plus claires ; et, du reste, ce que nous avons dit précédemment des affections qui entrent particulièrement dans le cadre de notre médication nous dispense de donner ici de plus longs détails.

Prenons donc les quatre tempéraments-types, dont les deux premiers, le sanguin et surtout le lymphatique, sont ceux qui conduisent le plus souvent à l'obésité.

Tempérament sanguin. — Il dispose à l'augmentation du volume des parties stomacales et abdominales dès que la pléthore se manifeste.

Sous son influence se développent des phlegmasies profondes, accompagnées des phénomènes généraux de la fièvre inflammatoire.

S'il y a grand appétit et abus de la table, ce qui est assez fréquent, les digestions laborieuses imposées à l'estomac ont pour résultat de répandre beaucoup trop de sucs nourriciers dans la circulation et de distendre les mailles du tissu cellulaire par l'accumulation graisseuse. A mesure qu'arrivent les années, les couches adipeuses s'épaississent : il y a obésité.

Mais, si ce n'était la gêne que cause la pesanteur du corps, si ce n'était la lourdeur des mouvements, la difficulté d'une longue marche et la crainte des apoplexies sanguines, dont ces sujets-là se sentent menacés, on pourrait dire qu'ils ne sont pas malades, car ils conservent une certaine force musculaire, et l'obésité peut arriver sans qu'il y ait chez eux maladie. Ils sont véritablement, et non en apparence, gros, gras, forts et joyeux. Leurs membres participent peu d'habitude à l'augmentation adipeuse du tronc ; cependant le fait n'est pas absolu.

Prenons un sujet qui n'accuse aucune souffrance particulière. Voici d'abord son régime : malgré notre peu de sévérité à cet égard, et l'efficacité de nos moyens d'action pour arriver à d'appréciables résultats, il nous faut bien conseiller la tempérance là où des tendances trop gastronomiques entraveraient les bons effets de notre médication.

Nous ne demandons pas la diète et ne conseillons qu'une diminution graduée dans l'alimentation. Les boissons, prises en trop grandes quantités, facilitent les progrès de la transformation adipeuse ; nous ne demandons encore que leur diminution ou leur substitution, c'est-à-dire que la bière, le cidre, les sirops, les limonades, doivent être proscrits et remplacés par l'usage du vin blanc pur ou coupé d'eau. La nourriture, quoique fortifiante, doit être contenue dans un petit volume. De préférence aux sauces de tout genre, nous recommandons les viandes grillées ou rôties. On peut y ajouter des légumes, ce qu'il en faut pour varier les mets, le moins possible de féculents, avec exception pour les pommes de terre, dont l'usage modéré n'est point à craindre.

Quelques promenades quotidiennes d'une ou deux heures, au grand air, peuvent être très-salutaires ; inutile de pousser la marche jusqu'à la fatigue.

Tempérament lymphatique. — Nous pourrions dire, en même temps que lymphatique, adipeux et cellulaire, car ces deux qualifications conviennent presque toujours à l'état que nous allons décrire en peu de mots.

Les sujets lymphatiques sont prédisposés à un grand nombre d'affections catarrhales, aux engorgements, aux phlegmasies, aux apoplexies séreuses, à l'albuminurie, aux hydropisies.

Les maladies dont ils sont atteints offrent en général une marche lente et chronique.

Leur sang manque de fibrine et renferme trop d'eau.

Les individus de ce tempérament sont plutôt mélancoliques que gais.

Malgré le développement de leur corps, une carnation fraîche et agréable à l'œil, qui leur donne l'apparence d'une belle santé, ils sentent que leur force musculaire diminue à mesure qu'augmente leur embonpoint; le travail les énerve, l'énergie finit par leur faire défaut.

Quand leur situation s'aggrave, leurs jambes s'infiltrent aisément de sérosités, et peu à peu cet état gagne les différentes parties du corps.

Voici les prescriptions alimentaires qui leur conviennent :

Loin de rationner les aliments, nous conseillons de manger selon l'appétit, pourvu que l'alimentation aqueuse soit rejetée. La viande de bœuf et de mouton, peu cuite, succulente, grillée et rôtie, convient particulièrement; poisson nourrissant, bons consommés, vin peu alcoolique mais fortifiant à chaque repas. L'on devra s'habituer à boire pur si c'est possible : tel sera le régime. Un exercice modéré, des promenades au grand air et au soleil, accéléreront l'amélioration ou la guérison.

Tempéraments nerveux et bilieux. — Nous pouvons formuler les mêmes conseils pour ces deux tempéraments en ce qui concerne leurs dispositions à la maladie qui nous occupe principalement.

Les exceptions dans ce traitement seront motivées par la différence des maladies locales qui se présenteront et que l'on ne peut ni préciser ni prévoir à l'avance.

Les sujets nerveux ou bilieux deviennent rarement obèses dans la vraie acception du mot; ils peuvent éprouver un gonflement local correspondant à des affections internes, et en même temps une accumulation adipeuse dans la région des organes malades; mais leur guérison ou même une amélioration fait disparaître assez vite ces symptômes. Ils ne produisent en général que de l'embonpoint et ne font présager des dangers qu'en se plaçant au point de vue d'un désordre local qui, en bonne logique, peut toujours s'aggraver, faute d'être soigné à temps.

C'est habituellement une maladie d'estomac, un engorgement du foie, une obstruction intestinale, une congestion de l'utérus chez la femme, qui déterminent ces gonflements dont vient aisément à bout notre médication.

Le régime n'est pas indispensable dans les cas susindiqués; il suffit que ces malades sachent que les féculents et le trop grand abus des liquides dont nous avons déjà parlé sont contraires au traitement anti-obésique, et qu'il est sage de les exclure ou d'en diminuer beaucoup l'usage. Le vin blanc sera toujours une excellente boisson, pris au déjeuner, à moins que l'extrême irritabilité nerveuse ne soit une cause de contre-indication ; le vin rouge de Bordeaux devrait alors lui être substitué, à cause de ses principes tanniques et ferrugineux.

Le vin de Médoc, en effet, pris à doses modérées, est la boisson la plus agréable et en même temps la plus hygiénique qu'on puisse trouver : il est tonique sans être excitant, il favorise l'appétit, active la digestion et laisse après son usage un sentiment de bien-être marqué ; l'haleine est pure, la bouche fraîche, la tête libre, les facultés intellectuelles sont éveillées ; son action stimulante s'étend sur toutes les fonctions ; il accélère la circulation, augmente la caloricité, il réchauffe et vivifie l'organisme.

L'exercice, toujours utile, on le sait, pour entretenir le bon fonctionnement de la machine humaine, ne peut que favoriser les bons effets de notre traitement.

CONCLUSION

Lorsque nous avons à traiter un sujet qui n'est pas sous nos yeux, son sexe, son âge, un court memorandum et son *urine* nous suffisent. Par ce moyen, un traitement par correspondance est toujours possible.

Quant aux malades qui viennent eux-mêmes nous demander un conseil, leur *urine* nous est aussi indispensable.

Ce liquide excrémentitiel donne bien souvent la certitude d'affections que nous ne pourrions peut-être soupçonner.

Comme l'auscultation, la percussion, la palpation, le tact, nous fournissent les moyens de connaître l'état des poumons, du cœur, du foie, de la rate et de l'utérus, l'*urine* nous est surtout nécessaire, pour aider à diagnostiquer l'état des reins, de la vessie et du sang.

Nous avons souvent constaté dans l'urine des obèses la formation de masses graisseuses et comme butyreuses. Elles sont le signe certain d'affections graves du pancréas perverti dans ses fonctions et incapable de fournir à la digestion des matières grasses alimentaires.

L'*urine* offre de nombreuses différences, suivant qu'elle est sécrétée par l'homme à jeun ou pendant le travail de la digestion. Il est facile de comprendre comment tous les éléments chimiques qui la composent, la présence ou l'absence de certains produits organiques qu'elle contient, sont utiles à connaître, quand il s'agit de traiter les formes si complexes que peut revêtir l'obésité.

Nous avons donc toujours recours à l'analyse de l'urine pour éclairer ou confirmer notre diagnostic et prescrire ensuite un traitement dont l'efficacité se déduit de l'exactitude de notre jugement.

Notre travail est terminé par ces quelques conclusions, car nous croyons avoir rempli le but que nous nous étions proposé :

1° *De prouver que l'embonpoint et l'obésité sont déterminés par des maladies d'organes essentiels à la vie ;*

2° *Que ces maladies sont curables ;*

3° *Que leur traitement n'est plus le résultat de l'empirisme, mais la conséquence d'études rationnelles exactes et nouvelles ;*

4° *Qu'il nous est toujours possible d'améliorer cet état, et souvent de le guérir.*

La raison, la science et l'expérience se réunissent

pour établir la vérité de nos descriptions et l'exactitude de notre thérapeutique.

C'est dans ce triple intérêt que nous avons jugé à propos de publier cette brochure. Elle repose sur la saine logique, confirmée par des faits indiscutables qu'il faut admettre, sous peine d'être accusé de ne protéger que de vieilles erreurs et de ne tenir aucun compte de ce qui peut augmenter la somme des connaissances humaines.

Dr BERTRAND.

Paris, 20 mars 1875.

TABLE DES MATIÈRES

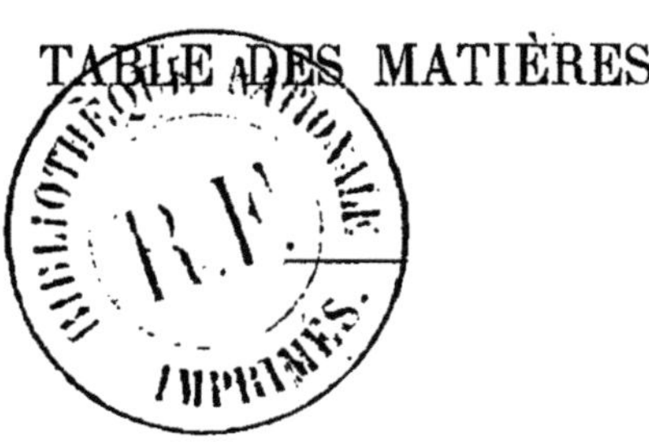

Paris. — Typographie Georges Chamerot, rue des Saints-Pères, 19.